AF395323

DES

FERMENTATIONS INTERNES

PAR

M. COZE

PROFESSEUR A LA FACULTÉ DE MÉDECINE DE STRASBOURG

ET

M. FELTZ

CHEF DES CLINIQUES A L'HÔPITAL CIVIL.

Communications à la Société de médecine de Strasbourg.

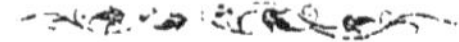

STRASBOURG

TYPOGRAPHIE DE G. SILBERMANN, PLACE SAINT-THOMAS, 3.

1865.

DES
FERMENTATIONS INTERNES.

FASCICULE Ier. — EXPÉRIENCES PRÉLIMINAIRES.

Au commencement de janvier 1865, M. Feltz, chef des cliniques de la Faculté, et moi avons entrepris des recherches sur les *fermentations internes*, c'est-à-dire sur les fermentations qui peuvent se faire en pleine circulation du sang.

Une première série d'expériences, que je nommerai expériences d'essai, nous ayant donné des résultats intéressants, nous venons les signaler dès aujourd'hui à l'attention de la Société de médecine.

Dans cette première note, Messieurs, nous nous bornons à mentionner quelques faits parfaitement vérifiés, tout en vous faisant comprendre avec quelle circonspection il importe de marcher dans l'étude du monde inconnu des protozoaires, tant est grande la diffusibilité de ces organismes innombrables que l'on nomme germes et animalcules infusoires.

Nos expériences ont été instituées sur des lapins, dont les habitudes, en dehors des opérations nécessaires, n'ont pas été changées; nous avons pris, avant toute recherche, la température de ces animaux, qui est en moyenne, dans le rectum, de 39° C.

Je diviserai en quatre groupes les expériences nombreuses qui ont été faites.

PREMIER GROUPE.

Des liquides putréfiés provenant de cadavres et de tissus divers macérés dans l'eau, sont additionnés d'eau distillée filtrée à parties égales; le nouveau liquide contient des animalcules infusoires du genre des vibrioniens en proportions diverses.

1° *Injections dans la jugulaire.*

La seringue contient 6 centimètres cubes.

Nous observons :

a) Une augmentation de température qui va à 42° C. et qui peut tomber très-rapidement, au moment de la mort, à 29° C.

b) Quand la vie se prolonge pendant quelques jours, les animaux sont pris de diarrhée.

c) Pendant la vie on constate, dans le sang, des animalcules du genre des vibrioniens.

d) La mort survient de 40 heures à 210 heures.

e) État du sang à l'autopsie : d'une couleur violacée noire, le sang se sépare en coagulums fibrineux, quelquefois décolorés, siégeant dans le cœur et les gros vaisseaux, et en une sérosité d'un rouge violacé. Ce sang contient des vibrions et des bactéries en une quantité qui n'est pas en rapport avec celle des animalcules trouvés dans le liquide injecté ; comme circonstance des plus intéressantes relative au sang, nous constatons que chez les animaux morts lentement il existe une véritable leucocythose (développement exagéré de globules blancs).

f) Les organes très-vasculaires, foie, rate, reins, contiennent des vibrioniens ; il semble que le foie en contienne toujours une plus forte proportion.

g) Nous avons presque toujours rencontré, en fait d'altérations histologiques, la dégénérescence graisseuse du foie et surtout celle des reins ; les urines recueillies dans la vessie au moment de la mort contiennent des cylindres épithéliaux et des cylindres hyalins ; traitées par l'acide nitrique, elles précipitent fortement et brunissent au contact de la potasse caustique ; les poumons sont toujours enflammés.

2° *Injections sous-cutanées.*

Douze centimètres cubes des mêmes liquides portés sous la peau donnent lieu à un empoisonnement rapide et aux mêmes résultats.

5° *Injections dans la trachée.*

Six centimètres cubes des mêmes liquides n'ont aucune action ; les animaux se rétablissent sans présenter d'état pathologique appréciable.

DEUXIÈME GROUPE D'EXPÉRIENCES.

Le sang des animaux infectés artificiellement, recueilli au moment de la mort, traité par l'eau distillée, et filtré, sert de liquide à injection.

Nous observons des résultats parfaitement semblables.

TROISIÈME GROUPE D'EXPÉRIENCES.

Injections de liquides préparés avec le sang d'individus malades choisis dans les cliniques.

1° Sang d'un individu mort d'*infection putride* à la clinique interne (service de M. Hirtz). Ce sang, examiné pendant la vie, contient des vibrions; traité par une forte proportion d'eau distillée, ce sang, filtré, donne un liquide sans odeur et contenant des vibrioniens en proportion restreinte.

Injections dans la jugulaire.

Mêmes phénomènes que pour les liquides de macération. La mort est arrivée dans trois expériences, au maximum, en 56 heures.

2° Le sang provenant de lochies, contenant peu de vibrioniens, non putride, est traité par l'eau distillée et filtré.

Les animaux résistent parfaitement à l'injection de ce liquide fait dans la jugulaire.

3° Le sang d'un individu mort très-rapidement et atteint de pneumo-thorax, est préparé de la même façon et cause rapidement la mort.

4° Le sang provenant d'un enfant varioleux, préparé pour injection, introduit dans la jugulaire et sous la peau, déter-

mine la mort rapidement; nous signalons dans ce cas, dans le
foie, la présence de bactéries et de vibrions très-nombreux,
qui nous ont paru plus grands.

QUATRIÈME GROUPE D'EXPÉRIENCES.

Injections pratiquées avec des liquides provenant d'animaux
morts dans le groupe précédent.

1° *Injections dans la jugulaire.*

Du sang artériel pris sur un lapin infecté par le sang de
l'homme atteint d'infection putride et directement introduit,
sans eau, produit l'infection et la mort. La mort arrive plus
lentement (cinq à six jours).

Le foie surtout contient un grand nombre d'animalcules. Le
liquide que l'on en extrait, traité par l'eau distillée, et filtré,
va servir aux injections suivantes :

2° *Injections sous-cutanées.*

Le liquide du foié (deuxième génération) est porté sous la
peau et détermine très-rapidement la mort avec toutes les
circonstances mentionnées plus haut.

3° *Injections dans la trachée.*

Le même liquide du foie, à part une légère augmentation
de température, ne produit rien.

Il résulte de toutes ces expériences quelques faits saillants
sur lesquels seulement nous insistons.

1° Reproduction de vibrioniens au sein d'organismes nou-
veaux.

2° Gravité des injections sous-cutanées et innocuité des injections trachéales; ce fait, s'il se confirme, est de la plus
haute importance.

3° Leucocythose infectieuse.

4° Altérations organiques, dégénérescence graisseuse du foie, des reins, et inflammation du poumon.

Ces premières recherches, bien imparfaites sans doute, vont nous conduire à des études plus délicates sur les différents éléments morbides transmissibles.

Avant de terminer cette note, je tiens à vous donner quelques détails pratiques sur les procédés d'investigation ; ils vous feront comprendre les énormes difficultés de l'étude que nous avons entreprise et de la minutie qu'il faut y apporter.

1° Nous nous servons de forts grossissements, 8 à 900 diamètres, car il y a de jeunes infusoires très-petits.

2° Il importe de diluer le liquide examiné avec de l'eau distillée pour diminuer sa viscosité et permettre aux infusoires de se mouvoir avec le plus ou moins de rapidité qui caractérise les espèces.

5° Dans l'addition de cette eau distillée si nécessaire nous rencontrons une difficulté immense, c'est sa pureté ; nous avons trouvé en effet, dans des eaux distillées de sources diverses, quelques animalcules provenant des vases, des plaques ou de l'eau elle-même ; l'eau bouillie pendant un quart d'heure et filtrée contenait encore quelques vibrions. Dans ce moment on nous prépare une eau distillée dont la vapeur aura passé dans un tube de porcelaine surchauffé.

4° Les plaques doivent être trempées dans l'acide sulfurique, puis dans la potasse caustique.

Nous espérons, Messieurs, dans un mois ou deux, vous soumettre des recherches nouvelles, complétées par l'analyse chimique des déchets organiques modifiés.

Que nous arrivions à une certitude ou à une négation, nous espérons toujours rencontrer quelques vérités et contribuer ainsi aux progrès de la science.

FASCICULE II. — ÉTUDE DES VOIES D'ABSORPTION.

Je vous promettais, il y a quelques semaines, de tenir la Société au courant des recherches que M. Feltz et moi avons entreprises sur les fermentations intra-organiques.

Ce mode inusité de communications échelonnées a pour but, tout en attirant l'attention sur l'important sujet qui nous occupe, de provoquer de justes observations et de mettre à profit les connaissances et les conseils de nos confrères. Il est donc bien entendu que nous travaillons sans parti pris et dans l'intérêt seul de la science.

Nous allons examiner, dans la note que j'ai l'honneur de vous présenter aujourd'hui, trois points principaux :

1° *Les voies d'absorption des principes putrides ;*

2° *Les altérations du sang ;*

5° *Les caractères des infusoires ou vibrioniens.*

§ 1er. VOIES D'ABSORPTION.

Les liquides putrides et filtrés et les liquides que je nommerai de seconde génération, c'est-à-dire provenant d'animaux infectés, ont été mis en contact avec la *peau*, le *rectum*, l'*estomac* et le *poumon*. La dose est de 0 centimètres cubes.

a) *Peau.* Les injections sous cutanées déterminent souvent des suppurations locales. Les animaux vivent en moyenne de six à huit jours. Les injections de liquides de seconde génération déterminent la mort au moins aussi rapidement. Avec le sang typhoïde humain, la vie se prolonge un peu plus, treize jours.

b) *Rectum.* Les mêmes conditions expérimentales ont été appliquées à cette voie d'absorption. Sur les lapins, chez lesquels la paroi rectale est très-mince, il faut procéder avec beaucoup de précaution, car nous avons produit des ruptures et des épanchements dans le péritoine.

. La mort, dans ces expériences, est survenue en six à onze

jours d'infection. Il importe de vérifier à l'autopsie, à l'aide d'injections d'eau, si le rectum n'est ni perforé ni ulcéré.

c) *Estomac*. La mort arrive en six à dix jours.

d) *Poumons*. Vous vous souvenez, Messieurs, que dans ma première communication j'avais signalé le fait si intéressant de l'immunité relative dans les expériences portant sur le poumon. Si ce fait n'est pas absolu, nous pouvons dire que, de toutes les voies d'absorption, le poumon paraît être la moins facile.

Nous avons procédé de deux manières : tantôt nous avons injecté dans la trachée avec une petite seringue Pravaz; tantôt nous avons porté directement une sonde dans la trachée sans faire de plaie.

Dans le premier cas, il ne faut pas que le liquide reflue et infecte la plaie du cou, comme nous l'avons observé plusieurs fois.

Dans le second cas, il faut être bien sûr de l'introduction de la sonde dans la trachée ; il faut éviter les déchirures et le contact des matières putrides ; car, quand on retire la sonde, il s'écoule toujours un peu de liquide.

Un certain nombre d'animaux ont succombé à des accidents de ces deux espèces; d'autres vivent encore; la mort est survenue en dix à vingt-huit jours.

Examinons maintenant rapidement les symptômes principaux de ces infections et les altérations cadavériques qu'elles déterminent.

La température, prise avec beaucoup de soin tous les jours, est incontestablement un guide utile pour juger de la gravité ou de la rapidité de l'infection.

La température maximum précède la mort en général d'un à quatre jours; lorsque les animaux vivent longtemps (vingt et quelques jours), on remarque des alternatives d'augment et de défervescence.

La défervescence, en général, est très-rapide. Les animaux qui vivent un certain temps maigrissent beaucoup; ils sont tous plus ou moins atteints de diarrhée. Les matières liquides contiennent toujours de grandes proportions de vibrioniens, ce que l'on ne rencontre pas à l'état normal. Se ferait-il par l'intestin une élimination d'animalcules? Nous nous proposons d'examiner expérimentalement ce fait.

La mort survient avec rapidité, par surprise, pour ainsi dire. D'autres expérimentateurs ont noté ce fait; je citerai entre autres le professeur Brauel, de Dorpat, qui a fait sur le sang de rate, en 1857 et 1858, des recherches consignées dans les *Archives de Virchow.*

Je dois la connaissance de cet excellent travail à M. le docteur Wieger, qui a eu l'obligeance de me le communiquer.

La mort, précédée de prostration, de titubation, arrive toujours par des convulsions tétaniques avec opisthotonos.

L'autopsie a toujours confirmé les altérations signalées dans notre première note. J'insisterai sur les faits qui sont surtout en rapport avec une infection rapide et profonde, tels que : odeur infecte à l'ouverture, intestins fortement distendus par les gaz, foie très-congestionné et foncé en couleur; quand la vie s'est prolongée de cinq à six jours, dégénérescence graisseuse des cellules hépatiques, pigmentation de ces mêmes cellules; le foie paraît être pour les lapins l'organe qui concentre les vibrions. Nous y avons rencontré à plusieurs reprises des aiguilles cristallines qui paraissent être de la créatine.

L'inflammation des poumons (congestion, hépatisation, globules inflammatoires) était, chose remarquable, très-peu prononcée et presque nulle chez les animaux infectés par le poumon.

§ 2. ALTÉRATIONS DU SANG.

L'examen microscopique du sang a été notre principale occupation dans ces dernières semaines; et l'importance des altérations que présente le liquide sanguin n'échappera à personne.

a) *Examen du sang pendant la vie.* Vingt-quatre heures déjà après l'injection, la température ayant augmenté, on signale les modifications suivantes :

1° Les globules commencent à devenir diffluents et s'écoulent comme une masse boueuse à travers le champ du microscope; un grand nombre d'entre eux sont déchiquetés en roue de moulin, présentent des prolongements quelquefois très-considérables; la couleur en est plus foncée; l'addition de l'eau modifie peu la déformation.

2° On aperçoit, en se rapprochant de la plaque supérieure, une zone singulière composée de globulins et de bâtonnets rectangulaires, transparents; les globulins sont souvent accolés deux à deux. Cette zone a l'aspect d'un véritable semis qui occupe tout le champ de l'instrument.

Je noterai comme coïncidence remarquable qu'une zone identiquement semblable se rencontre dans les liquides de macération ; nous avons disposé deux microscopes de même grossissement, faisant voir, l'un une zone de macération, l'autre une zone de sang pris sur le vivant ; il a été impossible de faire la différence.

Il est inutile de dire que le sang normal ne renferme pas de zone semblable.

Les granulations sphéroïdales mesurent $0^{mm},002$. Les bâtonnets sont de $0^{mm},002$ à $0^{mm},005$ millièmes.

Le carmin ne les colore pas.

Sont-ce des germes, des spores ou des cristaux infiniment petits ? C'est ce qu'il est impossible de dire actuellement.

Cette zone se produit avec ou sans eau.

5° Dans le sang pris sur le vivant on voit apparaître, au milieu des globules, des vibrioniens dont la grandeur varie. Le nombre des vibrions est en rapport avec la gravité de l'infection. Je dis le nombre et point la grandeur ; quand l'infection est rapide, ils sont toujours plus petits. Ils apparaissent en général du deuxième au troisième jour ; l'addition d'eau surtout les dégage des masses très-coagulables qui les enveloppent.

4° Le sang qui est profondément modifié contient des formes cristallines peu définies, dans lesquelles on rencontre quelquefois des aiguilles de créatine. Ces aiguilles s'observent dans les empoisonnements rapides et sont très-vite détruites. J'ai déjà dit qu'on en rencontre dans le foie.

5° La leucocythose infectieuse a été constatée de nouveau et surtout dans les empoisonnements lents, et il est à remarquer que la quantité des éléments blancs du sang paraît être en raison inverse de celle des vibrions.

6° La couleur du sang varie très-rapidement vers le moment de la mort. La coloration foncée du sang est un indice de fin prochaine. Plus le sang est foncé, plus il y a de cristaux.

b) *Examen du sang après la mort.* Les altérations signalées pendant la vie se rencontrent dans le sang à l'autopsie et dans des proportions plus fortes. Nous avons institué pour le sang pris à l'autopsie un procédé d'exploration intéressant , que nous devons en partie à la connaissance du travail du professeur Brauel, cité plus haut.

On met dans un flacon bouché à l'émeri du sang d'un animal infecté, on remplit d'eau distillée très pure ; la même opération est faite avec du sang d'un animal sacrifié *ad hoc ;* on conserve pendant vingt-quatre heures et l'on examine. Le sang malade contient des bâtonnets immobiles, longs, non divisés (bactéries, bactéridies) ; le sang normal ne contient rien.

Nous avons eu, relativement aux vibrioniens du sang, l'occasion de voir si le sang du fœtus en contient ; cette recherche, suggérée par le travail du professeur Brauel, qui n'a rien trouvé dans le sang du fœtus de jument, nous met en contradiction avec ce savant ; nous avons très-manifestement rencontré, dans le sang des fœtus des femelles de lapins, des vibrions avec tous leurs caractères.

Nous avons aussi eu l'occasion, dans cette recherche, de voir la genèse des globules rouges du sang ; un globule, coloré déjà, se trouve inclus dans une cellule hyaline, qui se rompt.

c) Analyse du sang. Les recherches chimiques n'étant pas entièrement terminées, nous nous bornerons a annoncer un résultat très-intéressant au point de vue de l'altération du sang.

M. Schlagdenhauffen, qui a bien voulu faire ces recherches, a trouvé sur 70 grammes de sérum $0^{gr},1$ de sucre, ce qui indique une grande diminution dans l'oxygénation du sang et la combustion intra-organique.

§ 5. Des caractères des vibrioniens.

Nous considérons comme hors de doute aujourd'hui la présence des vibrions dans l'intimité de l'organisme, qu'ils y aient pénétré à travers les membranes ou qu'ils s'y soient développés de toutes pièces ; ils s'y trouvent incontestablement.

Quels sont donc les caractères de ces infusoires ? Sont-ils de plusieurs espèces ?

Les liquides de macération nous donnent des vibrioniens qui ne se ressemblent pas tous : les uns portent les caractères des bactéries ; les autres sont bien des vibrions.

Dans le sang on trouve plus de vibrions que de bactéries.

On aperçoit dans le champ du microscope un point noir

mobile, qui monte ou descend dans le liquide ; en montant, il devient plus clair ; il est sphérique et bientôt, au milieu de ses évolutions, on le voit s'étendre et présenter une longueur.

Ces infusoires sont accolés deux à deux ou isolés, ou, comme dans le foie, apparaissant sous forme de chapelet, composé de quatre, cinq, sept, dix éléments, mais en se mouvant avec plus de lenteur.

Les mesures prises nous ont donné pour les points sphériques de 1 à 2 millièmes de millimètre ; pour les animalcules plus longs (*vibrio rugula* de Leuwenhœck, ferment butyrique de Pasteur) jusqu'à 15 a 20 millièmes de millimètre.

En dehors de ces formes, on rencontre des infusoires très-vivaces beaucoup plus petits, et que l'on mesure par 2 ou 5 dix-millièmes de millimètre, et je suis porté à croire que l'imperfection de nos instruments ne nous permet pas d'atteindre à des infiniment petits, de moindres dimensions encore ; cette supposition m'est suggérée par l'expérience suivante :

Il nous était venu en idée de nous débarrasser par filtration des infusoires et d'étudier les liquides par eux-mêmes.

Nous avons filtré à travers plusieurs filtres les liquides putrides, les longs vibrions ; nous avons placé entre les filtres du coton en lames, les animalcules passaient toujours ; nous nous sommes enfin servis du papier dialyseur (papier sulfurique), et nous avons parfaitement constaté que dans le peu du liquide qui avait passé on retrouvait une faible zone et de très-petits vibrions, bâtonnets. Ces animalcules se sont-ils reproduits dans le liquide, comme le voudrait l'hétérogénie ? C'est ce qu'il est impossible de dire.

Vous voyez donc qu'il est jusqu'à présent très-difficile de séparer ces infusoires des liquides qui les contiennent. Vous concevez aussi que l'on puisse admettre sans peine l'idée du passage de 2 dix-millièmes et même de 2 millièmes de millimètre d'êtres vivants à travers les membranes organiques.

Tels sont, Messieurs, les faits principaux dont je voulais vous entretenir aujourd'hui ; nous espérons que vous voudrez bien accueillir avec la même faveur plus tard ceux que de nouvelles recherches pourront mettre en lumière.

FASCICULE III. — LIQUIDES SPÉCIAUX.

———

Depuis la dernière communication que j'ai eu l'honneur de vous faire, l'analyse du sang d'animaux infectés par des liquides putréfiés a été faite par M. Schlagdenhauffen et a donné les résultats suivants :

$$
\begin{array}{ll}
\text{Quantité de sang examiné . .} & 520^{gr},00 \\
\text{Eau. . . . .} & 270^{gr},00 \\
\text{Albumine . . . .} & 21^{gr},00 \\
\text{Sels inorganiques. . . . .} & 0^{gr},62 \\
\text{Sucre . . . .} & 0^{gr},18 \\
\text{Urée. . . . .} & 0^{gr},03 \\
\text{Matières extractives . . . .} & 1^{gr},45 \\
\end{array}
$$

Principes contenus dans les cendres des sels inorganiques :

$$
\begin{array}{lll}
\text{Potasse et soude . . .} & 41^{gr},00 \text{ p. 100} \\
\text{Acide phosphorique . .} & 8^{gr},00 & \text{»} \\
\text{» sulfurique . . .} & 0^{gr},80 & \text{»} \\
\text{» chlorhydrique . .} & 52^{gr},00 & \text{»} \\
\end{array}
$$

Cette analyse nous montre dans le sang une augmentation notable dans la proportion du sucre ; la réaction par la liqueur de Bareswill s'est faite avec une netteté qui n'est pas ordinaire ; ce premier fait semble dénoter une diminution dans l'oxygénation du sang et la combustion intra-organique.

L'urée, qui à l'état normal chez le lapin est de $0^{gr},02$ p. 100, devrait être représenté, dans l'analyse citée plus haut, par le chiffre $0^{gr},06$.

Le chiffre $0^{gr},03$ indique donc une diminution de moitié dans la production de l'urée, c'est-à-dire un arrêt dans les transmutations et l'oxydation des éléments protéiniques.

Enfin, nous remarquons une augmentation dans le chiffre des matières dites extractives ; si la quantité du sang livré à l'analyse avait pu être suffisante, les mots « matières extractives » se seraient peut-être traduits en ceux de leucine, de tyrosine, créatine, éléments de décomposition intermédiaire.

Après ces premières études sur l'action physiologique des liquides putréfiés nous avons étendu nos recherches à quelques maladies infectieuses; nous avons, à l'aide de liquides spéciaux, infecté des animaux et déterminé dans ces organismes des altérations comparables à celles que nous avons déjà étudiées.

§ 1er. Infection putride.

Le sang, non putréfié, provenant d'un individu mort d'infection putride, contient des vibrioniens; étendu de son volume d'eau distillée très-pure, ce sang est filtré et injecté sous la peau de plusieurs animaux.

La mort est survenue au plus tard en 56 heures.

Pendant la vie on constate : augmentation de température, zone immobile, le sang est peu foncé. Les altérations du sang et l'état anatomo-pathologique des organes sont parfaitement semblables à ce qu'avaient produit les liquides putréfiés.

Le foie est toujours le point où se concentrent le plus de vibrions.

On arrive avec le sang vivant d'animaux injectés ainsi à reproduire plusieurs générations de v brioniens.

Les injections dans la trachée n'ont produit qu'une légère élévation de température. Il n'est peut-être pas hors de propos de rattacher cette circonstance à l'action délétère que l'oxygène exerce sur certains vibrioniens.

En considérant qu'il est possible de reproduire avec le sang d'hommes atteint d'infection putride des désordres semblables à ceux déterminés par les liquides putréfiés, il est permis de se demander si l'injection putride n'est qu'une fermentation intra-organique se développant avec d'autant plus de facilité que l'organisme est débilité par une maladie initiale.

§ 2. Fièvre typhoïde.

On prend sur un homme qui vient de succomber à une fièvre typhoïde du sang non putréfié contenant des vibrions.

Ce sang, étendu de son volume d'eau et filtré, est injecté par diverses voies.

La mort survient en quinze à vingt jours.

La température a rapidement monté à 41 degrés et a oscillé jusqu'à la mort entre 41 degrés et 42 1/4.

Pas d'odeur à l'ouverture du cadavre. Poumons enflammés, foie légèrement graisseux.

Sang rouge avec une zone immobile contenant des bactéries et des vibrions, surtout dans le foie.

La proportion des globules blancs est plus forte qu'à l'état normal.

Le sang de l'individu malade présentait la même altération.

L'intestin grêle est le siége d'une inflammation manifeste.

Les matières intestinales contiennent beaucoup de très-petits vibrions et des bactéries.

Les vibrions sont en général très-petits et ne paraissent pas composés d'articles.

Ces recherches sur l'action du sang typhoïde sont certainement bien incomplètes; elles semblent toutefois faire pressentir quelques rapports entre l'affection typhoïde et l'infection putride.

§ 5. Variole.

Une saignée faite sur un jeune homme non vacciné, atteint de variole et au début de la période de pustulation, est examiné avec soin.

Ce sang contient une zone immobile et des vibrions très-petits, très-minces et composés d'articles.

Le liquide transparent d'une pustule ne contenant pas encore de globules purulents contient des vibrions parfaitement semblables.

Le foie d'un enfant de deux semaines, qui a succombé à la variole, contient des vibrions très-minces et à articles. Les épithéliums hépatiques sont le siége d'une dégénérescence graisseuse. Les pustules de la surface cutanée contiennent de nombreux vibrions.

Le sang et le foie servent à préparer des liquides à injection qui sont portés sous la peau des animaux en expériences.

On observe les effets suivants:

La moyenne de la température : 40 degrés 3/4, est inférieure à celle que l'on rencontre dans l'infection putride et surtout dans la fièvre typhoïde.

Les animaux deviennent d'une maigreur extrême.

La mort survient plus rapidement avec le liquide du foie qu'avec le sang : dans le premier cas en douze jours, dans le second cas en vingt jours ; on se souvient que le foie contient beaucoup de vibrions.

Quelques animaux se sont rétablis.

Le sang pris sur l'animal vivant ne présente d'altérations que le troisième ou le quatrième jour ; on trouve alors la zone immobile ; plus tard encore le sang devient diffluent et les globules sont dentelés.

Il survient de la diarrhée qui coïncide toujours avec les températures minimum.

On remarque que les oreilles que l'on pique souvent pour étudier le sang sont chaudes, tuméfiées et présentent quelques nodosités qui contiennent un liquide séreux rempli de vibrions. Ces animalcules ont le même aspect que ceux observés sur l'homme.

Les yeux sont atteints de conjonctivite purulente.

A l'autopsie, le sang est moins rouge que dans l'infection typhoïde et moins coagulé que dans l'infection putride.

Le nombre des globules blancs est augmenté.

Sous la peau on trouve de nombreux petits foyers purulents.

On note aussi la dégénérescence graisseuse des épithéliums hépatiques et rénaux.

Les poumons ne présentent l'hépatisation que par points limités, tranchant par leur couleur foncée avec la couleur rose pâle normale de l'organe.

Il serait certainement prématuré de vouloir tirer de ces recherches des conclusions définitives.

Il semble toutefois que des caractères généraux assimilables rapprochent les maladies dites infectieuses développées artificiellement :

1º Augmentation de température ;

2º Altération du sang ;

3º Développement des vibrioniens ;

4º Dégénérescence graisseuse ;

5º Hépatisation pulmonaire ;

6º Leucocytose.

Il n'est pas impossible que des animalcules d'espèces diverses correspondent à tel ou tel genre d'infection ; et l'on peut se demander aussi si l'élimination différente de ces infusoires (peau, intestin) ne varie pas avec les espèces.

Des recherches ultérieures élucideront peut-être ces questions du plus haut intérêt médical.

En terminant cette première série d'expériences, nous nous empressons de dire qu'une objection sérieuse peut nous être faite.

Les animaux sur lesquels nous avons expérimenté, les lapins, constituent un réactif physiologique d'une sensibilité extrême; ils sont herbivores; et malgré le grand nombre d'expériences, qui se sont élevées à 80, il importait de vérifier sur d'autres organismes la validité des faits établis. Dans une de vos prochaines séances j'espère avoir l'honneur de vous exposer les résultats d'expériences semblables reproduites sur des chiens.

9 782016 196427